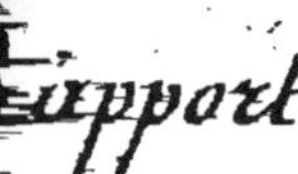

AF252731

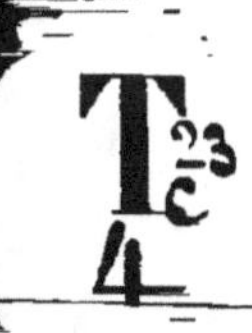

T_c^{23} 4

RAPPORT

SUR UN TRAVAIL

DE M. D'ARCET,

AYANT POUR OBJET

L'EXTRACTION

DE

LA GÉLATINE DES OS,

ET SON APPLICATION AUX DIFFÉRENS USAGES ÉCONOMIQUES;

Par M.ᵐˢ LEROUX, DUBOIS, PELLETAN, DUMÉRIL et VAUQUELIN.

A PARIS,

IMPRIMERIE DE MIGNERET,

RUE DU DRAGON, F. S. G., N.° 20.

1814.

BIBLIOTHÈQUE ROYALE

RAPPORT

SUR UN TRAVAIL

DE M. D'ARCET,

AYANT POUR OBJET L'EXTRACTION DE LA GÉLA-
TINE DES OS, ET SON APPLICATION AUX DIFFÉ-
RENS USAGES ÉCONOMIQUES;

M. D'ARCET, vérificateur des essais à la Monnaie, a présenté à la Société philanthropique, de la gélatine retirée des os par un procédé qui lui est particulier, en l'invitant à faire usage de cette susbtance pour les bouillons et les soupes qu'elle fait distribuer aux convalescens et aux indigens.

Cette Société, dont le zèle pour le soulagement des malades et des pauvres ne s'est jamais ralenti, a nommé une commission pour examiner les avantages que pourrait offrir la gélatine préparée par M. *d'Arcet*. Après plusieurs conférences, auxquelles ont été appelés des savans distingués dans la chimie et dans l'économie domestique, elle a reconnu que la substance dont il s'agit, offrait une économie assez considérable, et la possibilité de donner en rôti, aux convalescens, la plus grande partie de la viande employée à faire du bouillon.

Mais la Société philanthropique s'étant toujours fait une loi de ne jamais adopter l'usage d'un aliment nouveau, sans, au préalable, avoir pris l'avis de la Faculté de Médecine, lui a renvoyé cette partie de la question ; savoir : 1.º, si la gélatine de M. *d'Arcet* est nutritive, et à quel degré ? 2.º, si son usage, comme aliment, est salubre, et ne peut entraîner aucun inconvénient ?

C'était donc sur ces deux points, que vos commissaires avaient à chercher des lumières, pour éclairer le jugement que vous allez porter sur cet objet important. Cependant, quoique la préparation de la gélatine ne nous intéressât pas au même degré que son usage, nous avons cru devoir en prendre connaissance, en nous transportant au Gros-Caillou, dans la manufacture de M. *Robert*, où on nous a fait voir la série des opérations auxquelles sont soumis les os pour en obtenir la matière gélatineuse à l'état de pureté parfaite.

Jusqu'ici on a extrait la gélatine des os, en les soumettant à l'action de l'eau bouillante pendant un temps toujours très-long. Par cette méthode, qui exigeait la pulvérisation au moins grossière des os, on obtenait à peine le tiers de leur gélatine , encore était-elle en partie dénaturée par la longue action que l'eau et la chaleur exerçaient sur elles ; ces difficultés se sont opposées jusqu'ici à l'adoption des bouillons d'os dans les hôpitaux.

M. *d'Arcet* a suivi une marche entièrement opposée ; il enlève, au moyen de l'acide muriatique étendu , le phosphate de chaux, et obtient la partie animale à l'état solide , et conservant encore la forme de l'os. Pour enlever à cette substance les petites portions d'acide et de graisse qu'elle retient , il la met dans des paniers , et la plonge ainsi , pendant quelques instans, dans l'eau bouillante : enfin , après l'avoir essuyée avec des linges , il l'expose à un courant d'eau froide et vive , qui , en la nétoyant parfaitement , lui donne une demi-transparence et de la blancheur.

Sans entrer dans de plus grands détails à ce sujet, nous devons dire que l'établissement de M. *Robert* ne laisse rien à désirer , tant pour la propreté que pour la salubrité dans la préparation de cette substance.

Ainsi préparée et coupée par morceaux , cette gélatine se dissout très-promptement et presque en entier dans l'eau bouillante. Veut-on la conserver pour s'en servir en des temps éloignés ? Il suffit de l'exposer sur des clayes, ou des filets, entière ou coupée, dans un lieu sec et chaud ; alors, enfermée dans des futailles, ou des caisses, elle ne subit aucune altération, et peut se conserver des milliers d'années avec toutes ses qualités.

Examinons maintenant, sous le rapport de l'économie, l'emploi de la gélatine de M. *d'Arcet*, pour la préparation du bouillon. Quoique ce ne soit pas là le principal but de l'Auteur, cependant, il est en lui-même assez important pour mériter qu'on en parle.

Il est reconnu que, terme moyen, 100 kilogrammes de viande contiennent 80 kilogrammes de chair et de graisse, et 20 kilogrammes d'os ; 100 kilogrammes de viande font dans nos ménages 400 bouillons d'un demi-litre chacun. Les os qui sont jetés ou brûlés donneraient 3o centièmes de gélatine sèche ; conséquemment, les 20 kilogrammes ci-dessus en fourniraient 6 kilogrammes, avec lesquels on ferait 600 bouillons. Le nombre de bouillons produits par les os, est donc à celui de la viande, comme 3 est à 2.

Mais la gélatine pure n'ayant aucune saveur par elle-même, n'offrirait pas au palais et à l'estomac des malades et des convalescens affaiblis par la maladie, cet appât et ce stimulant si nécessaires pour prendre et digérer cet aliment.

M. *d'Arcet* propose d'aromatiser les bouillons qui en proviennent avec des légumes, pour remplacer la matière extractive, l'Osmazone, et les sels de la viande, ou ce qui nous paraît préférable, de remplacer seulement les trois-quarts de la viande par de la gélatine.

Ainsi, avec 50 kilogrammes de viande, on ferait autant de bouillon d'aussi bonne qualité qu'on en fait ordinairement avec 200 kilogrammes, en sorte, qu'en estimant tous les frais, et en les reprenant sur la viande, il resterait de celle-ci au moins 100 kilogrammes qu'on pourrait donner en rôti aux convalescens, qui le préfèrent avec raison au bouilli des hôpitaux, réduit presqu'à la fibre animale dépouillée de tout suc nourricier.

La nourriture des convalescens, des soldats et des indigens serait donc singulièrement améliorée, à prix égal, en adoptant les vues de M. *d'Arcet*.

Faisons ressortir cet avantage par quelques exemples :

1.° 100 livres de viande ne donnent que 50 livres de bouilli, et 100 livres de la même viande fournissent 67 livres de rôti ; il y a donc près d'un cinquième à gagner en faisant usage du rôti.

2.° 100 livres de viande fournissent 50 livres de bouilli et 200 bouillons.

3.° 100 livres de viande, dont 25 pour faire le bouillon, avec 3 livres de gélatine, donneront 200 bouillons et 12 livres et demie de bouilli, et les 75 livres restant fourniraient 50 livres de rôti.

On voit donc que par ce moyen l'on a une quantité égale de bouillon de qualité supé-

(8)

rieure, et 5o livres de rôti ; de plus 12 livres et demie de bouilli : à la vérité, l'on a dépensé 7 francs 5o centimes pour la gélatine ; mais 12 livres et demie de bouilli sont plus que suffisantes pour couvrir cette dépense. Nous devons donc conclure de ces faits, que non-seulement dans ce procédé on trouve une grande amélioration de la subsistance des indigens, mais encore une économie qui n'est point à négliger.

Cela étant démontré, passons maintenant à l'objet principal de notre mission, celui qui concerne d'une manière plus particulière la Faculté de Médecine, et le seul sur lequel la Société philanthropique l'a consultée, la propriété nutritive et la salubrité de la gélatine.

Quant à la première partie de cette question, il n'est personne qui, connaissant la nature de la viande, ne soit convaincu que la propriété nutritive qu'elle communique au bouillon, ne soit due pour la plus grande partie, pour ne pas dire en totalité, à la gélatine. Si l'expérience journalière n'en fournissait pas des preuves irrécusables, nous les trouverions dans une foule d'Auteurs qui ont écrit sur ce sujet, et qui tous regardent la gélatine comme la matière animale la plus nourrissante. Quelques personnes pourront objecter que l'Auteur de la nature a accompagné de sensations agréables, l'exercice des fonctions qui ont pour but la conservation des êtres organisés ;

que conséquemment la gélatine ne peut pas remplacer la viande, pour la préparation du bouillon, puisqu'elle est privée de sels et de cet extrait particulier nommé osmazone, qui donne la couleur, l'odeur et la saveur, enfin l'agrément au bouillon.

Mais nous leur répondrons que ce principe n'existe pas dans la chair du veau, dans celle des volailles et du cochon, et que cependant ces viandes sont très-nourrissantes. Au surplus, M. *d'Arcet* propose, ainsi que nous l'avons dit précédemment, de remplacer la portion de ces substances qui manque dans le bouillon de gélatine, par une plus grande quantité de racines, telles que carottes, navets, oignons, panais, céleri, etc., dont les extraits sont en même temps savoureux, aromatiques et salés.

Mais l'expérience la plus convaincante, et à laquelle tout le monde doit se rendre, c'est celle qui a été faite sous nos yeux, pendant trois mois, à l'hospice de clinique interne de la Faculté. On a préparé le bouillon avec le quart de la viande qu'on emploie ordinairement ; on a remplacé par de la gélatine et des légumes les trois autres quarts, qu'on a donnés en rôti, et les malades, les convalescens, et même les gens de service n'ont pas aperçu de différence entre ce bouillon et celui qu'on leur donnait précédemment ; ils ont été aussi abondamment nourris, et très-satisfaits d'avoir du rôti au lieu de bouilli.

Voilà donc déjà une partie de la question résolue. *Le bouillon fait d'après le procédé de* M. d'Arcet, *est au moins aussi agréable que le bouillon ordinaire des hôpitaux :* quant à la seconde partie, la salubrité du bouillon, nous pouvons assurer, que des 40 personnes qui en ont fait usage pendant trois mois, pas une n'a éprouvé quoi que ce soit qui puisse être raisonnablement attribué à la gélatine ; les maladies ont suivi leur marche ordinaire, et les convalescences n'ont pas été plus longues que dans d'autres circonstances.

Nous sommes donc en droit de conclure avec certitude, que non-seulement la gélatine est nourrissante, facile à digérer, mais encore qu'elle est très-salubre, et ne peut, employée comme le propose M. *d'Arcet,* produire par son usage aucun mauvais effet dans l'économie animale.

Ces avantages ne sont pas les seuls qu'on pourra retirer de la gélatine extraite par le procédé indiqué plus haut ; il en est beaucoup d'autres qui, quoique n'étant pas aussi directement du ressort de la Faculté, sont cependant assez importans pour qu'on nous permette d'en dire un mot ici.

1.º Réduite en lames minces et séchées, elle pourra servir aux marchands de vin pour coller les vins blancs, aux limonadiers pour clarifier leur café, aux officiers pour faire des gelées, des crêmes, et enfin elle pourra remplacer la colle de poisson dans tous ses usages.

2.º La gélatine simplement desséchée et coupée, renferme sous un très-petit volume, une grande quantité de matière nourricière; elle pourra être embarquée pour faire la soupe aux matelots dans les voyages de long cours, aux soldats dans les villes assiégées, et même dans les camps et aux casernes.

3.º Mise à l'état de tablettes, avec une certaine quantité de jus de viande et de racines, elle fournira aux officiers de terre et de mer un excellent aliment. M. *d'Arcet* nous a fait voir des échantillons de cette dernière préparation, qui surpassent en beauté et en qualité tout ce que nous avons connu jusqu'ici en ce genre.

4.º Enfin, elle pourra servir à fabriquer la colle forte et la colle à bouche, avec plus d'avantages que toutes les autres substances qui y ont été employées; les opérations en seront beaucoup moins longues et la colle infiniment meilleure. La tenacité de cette dernière, d'après des expériences faites avec beaucoup de soin par MM. *Cadet - Gassicourt* et *Jecker*, opticien, est à celle de la meilleure colle de Paris, comme 4 est à 3, qualités extrêmement précieuses pour les menuisiers, les ébénistes, les garnisseurs, les tablettiers, et sur-tout les fabricans de papier, qui manquent souvent leurs opérations faute d'avoir de bonne colle.

Nous devons à la justice de dire, qu'en appliquant à l'économie domestique, un principe connu en chimie, M. *d'Arcet* a rendu un véritable service à l'humanité, puisqu'il a fait connaître l'utilité, pour une foule d'usages, d'une matière qui jusqu'ici avait été presqu'entièrement perdue.

Fait à la Faculté de Médecine de Paris, le 13 décembre 1814.

Pour copie conforme,

J. J. LEROUX, Doyen.

BIBLIOTHEQUE NATIONALE DE FRANCE

3 7531 03988021 7

www.ingramcontent.com/pod-product-compliance
Lightning Source LLC
LaVergne TN
LVHW051146060726
842526LV00006B/2247